AF310656

HÉMOPHYLIE

ou

DIATHÈSE HÉMORRHAGIQUE,

PAR

Emile-Alexandre GAVOY,

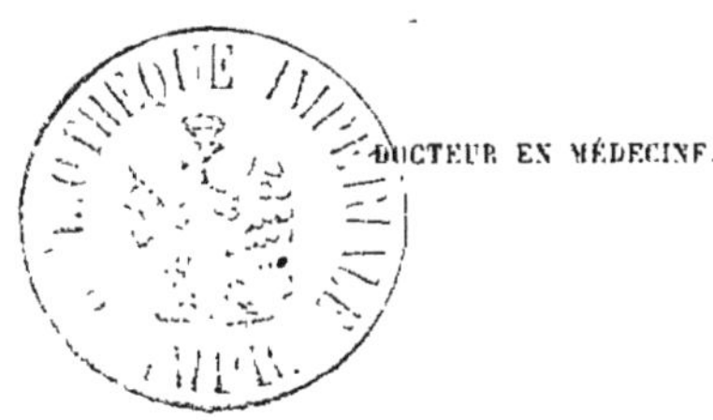

DOCTEUR EN MÉDECINE.

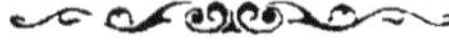

STRASBOURG.

TYPOGRAPHIE DE G. SILBERMANN, PLACE SAINT-THOMAS, 3.

1861.

DIATHÈSE HÉMOPHYLIQUE.

Introduction.

Dans le courant de mes études médicales, j'entendis un jour le professeur Forget nous dépeindre l'hémophylie comme une maladie aussi fatale pour le malade que désolante pour le médecin. Le navrant tableau qui nous fut fait par ce regretté professeur, excita vivement mon attention, et me suggéra l'idée de choisir cette affection comme sujet de ma thèse inaugurale. Dès ce moment je recherchai dans les auteurs des faits précis sur l'hémophylie; mais ce fut en vain. Ceux qui ont écrit sur cette maladie ne nous ont laissé que des récits extrêmement curieux et intéressants sans doute, mais n'ont donné aucune explication positive sur la nature de l'affection. Leur silence et la pénurie de monographies m'ont déterminé à réunir tout ce qui a été dit à ce sujet, à y joindre mes propres études, afin de donner, autant que possible, une notion plus exacte de l'hémophylie.

Je n'ai pas la prétention de résoudre le problème; j'ai voulu exposer mes idées sur un thème encore neuf, et je serai trop heureux, si je puis déterminer de plus habiles que moi à continuer l'intéressante étude que je ne fais qu'ébaucher, et être de quelque utilité en présentant dans un travail aussi concis et aussi clair que je pourrais le faire, l'état actuel de la science.

Synonymie et Définition.

Différentes dénominations ont été données à la maladie qui nous occupe. On l'a appelée *Hæmophilia*, de $\alpha\tilde{\iota}\mu\alpha$, sang, $\varphi\iota\lambda\iota\alpha$, penchant, prédisposition aux hémorrhagies (HOPF); *idiosyncrasia hémorrhagica* (KÜLL) ; *hæmatophilia, hæmorrhaphilia* (SCHŒNLEIN) ; *hæmorrhagia hereditaria; dispositio ad hæmorrhagias perniciosas hereditaria; dispositio ad hemorrhagias lethales hereditaria* (SCHLIEMANN, GRANDIDIER, RUEBER, PRECHTL) ; *Blutsucht*[1] et plus tard *Blutherkrankheit* (CARUS) ; *diathèse hémorrhagique* (GENDRIN, TARDIEU) ; *hémorrhagie constitutionnelle* (ROUX); *hémophilie* (BORDMANN); *diathèse hémorrhagique héréditaire* (WOLFF).

Les Américains, et après eux les Anglais, ont donné le nom de *Bleeders* et les Allemands celui de *Bluter* à ceux qui sont affectés de cette disposition.

D'après la définition que donnent presque tous les auteurs, cette maladie serait une affection congénitale et héréditaire, caractérisée par des hémorrhagies toujours très-graves et souvent mortelles.

Je désignerai cette maladie sous le nom d'*hémophylie* (de $\alpha\tilde{\iota}\mu\alpha$, sang, $\varphi\upsilon\lambda\eta$, race ; hémorrhagie de race, de famille), et je la définirai : un état particulier du sang, caractérisé par un défaut de coagulabilité de ce liquide, et par une tendance extrême à des hémorrhagies toujours graves.

Historique.

Quand on consulte les auteurs qui ont écrit sur l'hémophylie, on ne trouve aucune description complète et méthodique de cette maladie ; mais seulement quelques observa-

[1] *Sucht* peut être considéré comme l'équivalent de *dyscrasie*.

tions isolées dont les plus anciennes ne datent que de la fin du dernier siècle. L'hémophylie serait-elle donc une maladie d'origine toute récente? Cependant quand on réfléchit aux symptômes et au pronostic de cette terrible maladie, on a de la peine à croire qu'une affection aussi bizarre dans sa marche, aussi redoutable dans ses effets et qui devient parfois un véritable fléau pour des familles entières, n'ait pas éveillé l'attention des médecins, même dans les temps les plus reculés. Ce n'est qu'en lisant NASSE qu'on voit que l'hémophylie est d'une origine beaucoup plus ancienne qu'on ne le pense, et nous trouvons dans cet auteur des renseignements, à la vérité incertains, qui remontent jusque vers le commencement de l'ère chrétienne.

D'après TESTA, ALBUKASIS aurait rencontré dans ses voyages des personnes qui avaient des hémorrhagies mortelles après des blessures les plus insignifiantes. SPRENGEL a cherché en vain ce passage dans ALBUKASIS; mais NASSE a été plus heureux, et dit l'avoir trouvé dans une traduction latine d'AHALSARAVI par PAUL RICIUS, imprimée à Augsbourg en 1519. Pour expliquer la contradiction entre TESTA et SPRENGEL, NASSE, comme déjà l'avait fait remarquer FEIND en 1734, dit qu'ALBUKASIS, l'auteur du *Manuel de chirurgie* ayant pour titre *Liber theoreticæ nec non praticæ* est le même personnage qu'AHALSARAVI. Voici ce passage (RICIUS, fol. CXLVI, cap. XV):

De passione fluxus sanguinis a quocumque locorum.

« Nisi in quibusdam regionibus casale quoddam, dictum « Alkiria, viros, qui narraverunt mihi, quoniam, cum acci- « dit in corporibus ipsorum aliquod vulnus magnum, indesi- « nenter sanguis fluit ex vulnere quosque moritur: et recita-

«verunt mihi superhoc, quod quibusdam ex pueris suis
«cum tricaret manu gingivas cepit sanguis fluere ex illis
« donec mortuus sit. Alius vero flebotomatus a minutore san-
« guinis non cessavit ex eo emanare donec periit et universa-
« liter eorum mors ut in plurimis contigit in hunc modum
« hæc et res quam nunquam et nusquam vidi nisi in casale
« prædicto, nec reperi hoc accidens ab aliquo antiquorum
« memorantium, nec scio ejus causam, et quod mihi videtur
« de curatione ejus est, quod ille cui hoc accidit celeriter
« cauterizet locum donec sanguis restringatur, et ego minime
« probavi hoc, et est apud me monstrum. »

Une longue période d'années s'écoule sans qu'il soit dit un
seul mot de l'hémophylie. GRUNER dans son ouvrage (*Morborum antiquitates*, 1774) garde sur ce sujet un silence absolu.
Enfin, ce n'est qu'en 1793 qu'on peut trouver dans les *Medizinische Ephemeriden* (CHEMNITZ) des notes plus exactes
relatives à une famille de Ravensberg, en Westphalie ; dès
lors, l'impulsion est donnée et les observations vont en se
multipliant ; les familles hémophyles sont suivies avec intérêt,
et les descriptions deviennent plus positives.

OTTO l'étudie pour la première fois en 1803 dans le nord
de l'Amérique, et LATOUR, dans son ouvrage sur les hémorrhagies, fait connaître en 1811 cette désastreuse maladie aux
médecins français. Les observations deviennent de plus en
plus fréquentes ; les feuilles périodiques en Allemagne et en
France relatent de nouveaux faits; des monographies, des
mémoires sont publiés.

A la fin de cette dissertation, je donnerai un tableau aussi
complet que possible du titre de toutes les notes bibliogra-
phiques que j'ai pu réunir, afin de faciliter les recherches de
ceux qui voudraient faire une étude complète de cette affection.

Symptomatologie.

Les symptômes principaux et en quelque sorte pathognómoniques que l'on rencontre chez les individus affectés de la diathèse hémophylique, peuvent être rapportés à deux formes :

Forme atonique (typique). Les sujets présentent en général une apparence de bonne constitution; leur peau est très-fine et d'un blanc mat, quelquefois parsemée d'éphélides lentiformes, de *pétéchies*, de *sugillations*, d'*ecchymoses* ou de tumeurs sanguines; chez quelques-uns, la moindre pression pratiquée sur la peau d'un membre laisse une tache bleuâtre; le système musculaire, flasque et médiocrement développé, n'est séparé de la peau que par une couche peu épaisse d'un tissu cellulaire ne contenant pas de graisse, mais parfois infiltré, particulièrement aux extrémités. Les cheveux sont ordinairement châtain clair ou foncé, les iris bleus ou bruns, les sclérotiques présentent une translucidité telle, qu'elle laisse apercevoir la couleur de la choroïde. Les ganglions lymphatiques sont parfois engorgés et les membres pris d'affections articulaires (*Rhumatismus spurius*, WACHSMUTH).

Forme érétique. Dans cette deuxième forme, les individus ne semblent appartenir à la famille des hémophyles que par certains signes extérieurs, qu'on pourrait comparer à ce qu'on appelle *air de famille* dans la parenté. Ils ont la peau fine, blanche, les yeux vifs, étincelants; les sclérotiques sont translucides, les cheveux châtain foncé ou noirs, la taille moyenne ou élancée et ils ont généralement l'apparence vigoureuse; le système musculaire est peu volumineux et très-résistant; le tissu cellulaire sous-cutané est peu abondant et sans graisse.

On rencontrera certainement des individus qui présenteront à la fois les caractères de l'une et de l'autre forme, sans qu'on puisse déterminer précisément à laquelle des deux ils se rattachent, on pourrait donc établir une troisième division intermédiaire et la nommer *forme mixte*.

Les individus qui présentent les caractères que je viens de décrire sont sujets à des *epistaxis fréquentes*, à des *hémorrhagies spontanées* par la surface cutanée ou muqueuse; chez eux les plaies les plus insignifiantes donnent lieu à des hémorrhagies tres-abondantes, difficiles à arrêter et souvent mortelles.

Hémorrhagies spontanées. Les phénomènes précurseurs qui se déclarent, en général, avant l'apparition de ces hémorrhagies, varient, quant aux phénomènes d'excitation, suivant qu'ils se rapportent à un enfant ou à un adulte. En effet, nous trouvons chez l'enfant une gaîté inaccoutumée, une mobilité plus grande; sa parole est vive et facile; il est turbulent, irascible; il s'emporte facilement; tout dénote en lui une suractivité plus grande du système nerveux.

L'adulte offre un calme extérieur mêlé d'une certaine agitation qui lui donne un aspect tout particulier; il est maussade, très-susceptible, brusque dans ses réponses, se mettant facilement en colère sans cause valable. Ses sensations sont plus grandes, ses appétits vénériens incessants. Chez l'un et l'autre nous rencontrons les phénomènes qui appartiennent au *molimen hæmorrhagicum*, tels que dureté et fréquence du pouls, céphalalgie légère, yeux brillants, face *bouffie* et *plaquée de rouge*, vertiges, bourdonnements dans les oreilles. On a principalement remarqué la forte coloration en rouge du pavillon de l'oreille. La peau est chaude ou tiède, quelquefois on observe des douleurs dans les membres et les articulations. Le sommeil est agité, l'appétit nul, les selles rares, les urines rouges et en petite quantité. L'hémorrhagie survient, et tous ces phénomènes s'amendent ou disparaissent. Cette hémorrhagie peut être suscitée par une course rapide, un excès de table ou de liqueurs alcooliques; elle peut survenir à la suite d'une maladie franchement inflammatoire. Si elle doit se faire par l'urèthre, il y a douleur dans les reins; si le mouvement de congestion se porte vers les gencives, on voit souvent la salivation précéder l'hémorrhagie. Enfin, elle peut se faire par la muqueuse du nez, des intestins, de la vessie; on l'a vu se produire par le cordon ombilical chez les nouveau-nés. Plus rarement elle se produit par la surface cutanée; le sang apparaît alors à travers les pores sous forme de gouttelettes séreuses, qui se réunissent pour former une nappe liquide s'étendant sur tout le siége de l'hémorrhagie. Quelquefois l'hémorrhagie prend naissance dans une ecchymose tout récemment formée; dans ce cas le sang est d'un rouge vif, suintant comme d'une éponge comprimée ou jaillissant par jet; l'écoulement est formidable, persiste même après la syncope; il est presque toujours mortel.

Le plus ordinairement les hémorrhagies ont lieu par les membranes muqueuses, et particulièrement par celles du nez; elle se produisent aussi dans le tissu cellulaire ou dans quelque cavité interne.

Une certaine périodicité a été remarquée dans le retour des hémorrhagies. KAPP cite un cas dans lequel l'hémorrhagie avait lieu par l'extrémité du doigt indicateur; elle se reproduisit tous les deux mois pendant l'espace de douze ans, et allait jusqu'à la syncope.

WACHSMUTH la voyait survenir de préférence pendant la nuit. KRIEMER observa une certaine recrudescence au premier quartier de la lune! SMITH rapporte l'histoire d'un enfant qui était pris, quelque temps avant l'anniversaire du jour de sa naissance, d'une hémorrhagie qui cessait le jour anniversaire. La maladie durait ainsi depuis trois ans sans accidents bien redoutables, lorsque quelque temps avant la fin de la quatrième année, l'enfant fut pris d'une hémorrhagie rebelle à tous les moyens hémostatiques ; elle entraîna la mort quelques jours avant le quatrième anniversaire.

Hémorrhagies traumatiques. Ces hémorrhagies ne diffèrent des autres que par la cause qui les a produites, et par les difficultés excessives que l'on éprouve à faire cesser l'écoulement sanguin, si toutefois on n'est pas réduit à une impuissance absolue. Une blessure très-insignifiante, telle qu'une piqûre d'aiguille, celle d'une lancette, une égratignure imperceptible, l'application d'un vésicatoire, vont, chez les hémophyles, donner lieu à une hémorrhagie fort dangereuse et souvent mortelle, comme s'il s'agissait d'une vaste plaie. Nous verrons, ainsi que le fait remarquer le docteur WACHSMUTH, des tissus d'une parfaite similitude, au point de vue anatomique et physiologique, devenir le siége d'une hémorrhagie abondante, tandis qu'une autre fois l'écoulement sanguin n'offrira rien d'extraordinaire. Souvent, enfin, l'hémorrhagie ne se manifestera que quelques jours après la chute ou l'arrachement de la croûte qui recouvre la petite plaie sur le point de se cicatriser.

L'écoulement sanguin est continu, rarement intermittent, souvent rapide et rappelle celui qui se fait sur les muqueuses ; le sang découle de la plaie comme d'une éponge imbibée que l'on comprimerait lentement, sans qu'il soit possible de découvrir la lésion d'un vaisseau artériel ou veineux. Si l'on vient à déterger la plaie, on voit sourdre de divers points une multitude de gouttelettes qui se réunissent en formant une masse recouvrant toute la plaie.

En général, les petites plaies sont plus dangereuses que les plaies nettes et grandes. FORDYCE cite un cas dans lequel l'hémorrhagie s'arrêta à l'agrandissement de la plaie. Reynell Coates a vu un malade qui se blessa à plusieures reprises avec une faucille sans qu'il survînt d'hémorrhagie grave, malgré la profondeur de la plaie, tandis qu'il saignait abondamment par une plaie fort légère.

Les plaies de la cavité buccale sont très-graves, elles ont été suivies de la mort : une fois après la section du frein de la langue, sept fois par l'extraction des dents et une fois par la scarification des gencives. Rœsch a observé des hémorrhagies très-graves chez une personne qui s'était elle-même arraché une dent à l'époque de la deuxième dentation. M. Hirtz m'a raconté que, n'ayant pas été averti de l'existence de la diathèse hémophylique chez un malade qui venait le prier de lui faire l'excision des amygdales, il opéra ce sujet suivant le procédé de Fahnenstock ; aussitôt il se fit un écoulement de sang très-abondant, mais l'hémorrhagie fut arrêtée. A quelques jours de là, on rapportait chez M. Hirtz le malade dans un état d'anémie extrême et perdant abondamment de sang. M. Hirtz, certain de n'avoir blessé aucun vaisseau essentiel, appliqua le cautère actuel, et fit cesser l'écoulement.

La mort a été encore, dans vingt-six cas, la conséquence de blessures légères ; dans trois, elle est survenue par épistaxis traumatique ; une fois par l'incision d'une ecchymose.

La durée des hémorrhagies, tant spontanées que traumatiques, ne peut être fixée ; elle varie depuis quelques heures jusqu'à deux et trois semaines. Les hémorrhagies sont ordinairement arrêtées par une syncope ; dans ce cas les malades se remettent assez rapidement. Pour Grandidier la perte des forces ne serait pas en rapport avec la quantité de sang écoulé et serait toujours plus rapide qu'on ne devait s'y attendre, à en juger d'après l'hémorrhagie ; le docteur Wachsmuth, au contraire, a été étonné de la petite déperdition des forces chez ses enfants après une hémorrhagie de plusieurs jours. Son beau-frère était quelquefois épuisé après une hémorrhagie de quelques heures, tandis qu'un écoulement de douze et quinze jours ne diminuait pas sensiblement ses forces.

Les analyses chimiques et microscopiques du sang fourni par ces hémorrhagies, n'ont point encore été faites d'une manière fort exacte, et je rencontre des opinions bien différentes. C'est ainsi que TARDIEU, dans l'observation qu'il a insérée dans LEBERT, le dit de nature séreuse; sa matière colorante paraissait diminuée, les globules sanguins étaient réguliers, le noyau central, pâle, transparent, paraissait mal formé. Six heures après sa sortie, ce sang n'était pas encore coagulé et semblait dépourvu de fibrine; des flocons, d'une couleur lie de vin, en partie décolorés et adhérents au vase, nageaient dans une sérosité trouble. Pour d'autres, ce sang est de couleur noirâtre, ou bien il simule le sang des menstrues; il est peu ou point coagulable (GRANDIDIER et DUBOIS ne citent que deux cas dans lesquels la coagulabilité existait). WACHSMUTH, dans ses observations, le dit d'une couleur rouge clair et semblable plutôt au sang artériel qu'au sang veineux; il le trouve « aussi coagulable qu'à l'ordinaire et exhalant la même odeur qu'à l'état normal », à moins que l'hémorrhagie n'ait été très-abondante, car alors son odeur rappellerait celle de la viande de boucherie; jamais il n'a constaté l'odeur nauséabonde indiquée par RICHARD, RIECKEN et ELSÆSSER, et analogue à celle que l'on a attribuée au sang des scorbutiques.

OTTO dit lui avoir trouvé un haut degré d'effervescence chez un jeune garçon (*it seemed to be in a high degree of effervescence*). COATES, LISTON ont trouvé que ce liquide contenait moins de fibrine, et que les globules sanguins étaient diffluents. HEYLAND donne l'analyse suivante du sang d'une hémophyle: eau, 780; fibrine, 5; albumine, 70; hématosine, 137.

Le docteur WACHSMUTH envoya 30 grammes de sang provenant de son fils aîné, et recueilli pendant une épistaxis, au professeur DUFLOT, de Breslau; l'analyse chimique et l'examen microscopique n'y firent découvrir rien d'anormal.

Pour ROKITANSKI, le sang se trouverait dans un état d'hydrohémie, c'est-à-dire que la fibrine, l'albumine et les globules sanguins y seraient en moindre proportion, tandis que le sérum serait augmenté.

Taches, pétéchies, sugillations, ecchymoses, tumeurs sanguines. Ce sont là les caractères les plus constants et en quelque sorte pathognomoniques de l'hémophylie; elles naissent spontanément ou à la suite d'une cause traumatique qui n'aurait point produit un effet semblable chez des personnes exemptes de cette diathèse; elles apparaissent sur toutes les parties du corps, mais de préférence sur les parties éloignées du cœur, principalement au cuir chevelu, aux extrémités, aux fesses, au scrotum, aux grandes lèvres, au pourtour de l'anus. Chez les enfants à la mamelle, les taches spontanées se présentent surtout aux fesses et aux parties génitales. Le docteur WACHSMUTH dit les avoir aussi rencontrées à la partie antérieure du creux de l'aisselle et sur le deltoïde. Les ecchymoses pénètrent quelquefois dans l'anus et y produisent une dilatation et une érosion. Jusqu'à présent on n'a observé ni taches ni bosses sanguines dans les intestins. Leur nombre est variable: tantôt on en rencontre un si grand nombre que tout le corps paraît en être semé; certains individus en présentent constamment, en ce sens, qu'à mesure que les unes disparaissent d'autres prennent naissance. Quant à leur diamètre, les sugillations sont rarement plus petites qu'une pièce de 20 centimes, mais atteignent souvent la grandeur de la paume de la main. Les tumeurs sanguines peuvent avoir le volume de la tête d'un enfant, elles ont ordinairement la dimension d'une pomme; tantôt elles sont douloureuses, tantôt indolentes. Leur couleur varie du rouge violet au bleu foncé et au noir ; les taches sont d'abord bleu foncé ; elles deviennent peu à peu vertes, puis jaunes, enfin d'une couleur douteuse pour reprendre promptement la couleur de la peau. Les ecchymoses sont plus souvent bleu foncé, avec un bord rougeâtre plus ou moins large; quand elles disparaissent ce bord rouge s'efface peu à peu en prenant une couleur plus claire; enfin, elles s'applatissent en suivant la même dégradation de couleur que les sugillations.

. On remarque souvent sur les taches et sur les bosses sanguines certains points ayant encore la couleur normale de la peau, tandis que d'autres ont une couleur vert jaunâtre.

D'après Riecken, les bosses présentent un noyau dur, solide, qu'on pourrait facilement déplacer; d'autres fois elles sont molles, fluctuantes, douloureuses à la pression, déterminant parfois une coloration en bleu de tout le voisinage; leur lésion produit une hémorrhagie très-considérable et souvent mortelle. D'après Grandidier, ces ecchymoses ne contiennent pas seulement du sang, mais encore une sérosité d'un brun rougeâtre analogue à la pulpe de tamarin, *tamarindorum pulpæ similem*, mêlé à des fragments d'une matière compacte et gluante. Ce fait ne se produit que sur les ecchymoses durcies depuis longtemps à la suite d'une transformation des éléments constituants du sang. Des noyaux semblables ont été parfois rencontrés dans les varices anciennes.

Suivant le docteur Wachsmuth, ces épanchements de sang ne seraient pas dans un rapport immédiat avec les hémorrhagies spontanées : ils apparaissent avant, pendant ou

après des hémorrhagies en nombre plus ou moins considérable. Cependant il me semble que les hémophyles, chez
lesquels il se développe une plus grande quantité de taches
ou de bosses sanguines, présentent une plus grande prédisposition aux hémorrhagies; ces épanchements sanguins ne
paraissent pas non plus avoir un rapport d'alternance avec
les affections pseudo-rhumatismales, ainsi que l'ont avancé
quelques auteurs sans en donner des preuves suffisantes.
Elles sont plus fréquentes au printemps et dans les étés très-
chauds qu'en hiver. On les voit aussi survenir à l'époque de
la première dentition.

Ces bosses sanguines sont le principal symptôme de la
diathèse chez quelques personnes du sexe féminin; il est assez difficile de dire si, chez elles, ces épanchements sanguins se développent spontanément ou sous l'influence de
causes externes. Ces taches peuvent être confondues :

1° Avec les taches suite de traumatisme qui se rencontrent
chez les individus sains ou du moins non hémophyles. Dans
ce cas, les autres symptômes de l'hémophylie assureraient
le diagnostic. Le diagnostic sera quelquefois très-difficile;
car il est des sujets à fibre molle chez lesquels il se produit des ecchymoses spontanées, et nous voyons des personnes délicates, à peau fine, présenter des taches bleuâtres
après des contusions insignifiantes; témoin ces mots de
J. FRANK: *Quisne infantes et feminas non cognosceret, in qui-
bus ex levissimo etiamsi attactu, hæmorrhagiæ illæ cutaneæ
nascuntur, quæ ecchymoticæ dici solent?*

2° Avec les pétéchies dans les fièvres typhoïdes, et le *morbus maculosus* de WERLHOFF. Les symptômes propres à ces
maladies empêcheront toute erreur.

Affections articulaires. Je crois, avec NASSE et CONS-
BRUCII, qu'elles ne peuvent être admises que comme une

complication de diáthèse scrophuleuse ou goutteuse. RIECKEN voudrait voir dans ces phénomènes une disposition spéciale, une idiosyncrasie toute particulière aux hémophyles; il dit avoir senti la tête du tibia et du péroné gonflée. Le docteur BORDMANN dit que certains malades seraient pris très-souvent d'arthralgie, tandis que d'autres, au contraire, en souffriraient rarement; cette affection arriverait coup sur coup et plusieurs fois de suite sur le même sujet, pour ne reparaître qu'après un long intervalle. Suivant ce même auteur, l'arthralgie présenterait toutes les variétés du rhumatisme local fébrile, depuis la simple douleur jusqu'à la tuméfaction la plus considérable. Ce gonflement serait tantôt sensible, tantôt indolent au toucher; une pression très-légère, la tentative de mouvements occasionneraient de vives douleurs, tandis qu'une forte pression et l'exercice du membre les feraient disparaître.

RIECKEN a trouvé à ces douleurs arthritiques un caractère ambulant: elles cesseraient de se faire sentir en un point en faisant irruption sur d'autres parties du corps. Enfin PEUCKER, DUBOIS, TARDIEU, KRIEMER citent chacun une observation dans laquelle ils auraient rencontré, en outre de ces douleurs arthritiques, des palpitations du cœur, un frémissement cataire et tous les phénomènes d'auscultation que l'on rencontre dans le rhumatisme ordinaire.

Marche, Durée, Terminaison.

Diverses circonstances peuvent exercer une influence remarquable sur les hémorrhagies spontanées. Ainsi le développement du corps paraît les modifier soit dans leur nature, soit dans leur intensité. On a vu plusieurs cas de diathèse hémophylique guéris par l'apparition de la puberté.

Lucas cite un individu qui, ayant été sujet à des hémorrhagies spontanées par le nez, l'urèthre et les gencives, vit ces écoulements s'amender vers l'âge de seize ans, pour ne plus reparaître annuellement que deux ou trois fois par le nez et l'urèthre. Dans le cas rapporté par Kriemer, les hémorrhagies sont fréquentes jusque vers sept ans ; elles diminuent à neuf ans, pour reparaître avec plus d'intensité vers dix ans ; de quatorze à dix-huit ans le sujet n'est affecté que d'épistaxis et d'hémoptysies légères ; à cette époque survient une hématurie qui devient de plus en plus rare aux approches de la vingt-deuxième année, et qui disparaît ensuite peu à peu. Chez un enfant, observé par Kersig et que tourmentaient des hémorrhagies répetées par le nez et les gencives, ces hémorrhagies devinrent plus rares vers l'époque de la puberté et furent remplacées par des entérorrhagies.

Enfin, il est reconnu que si les enfants dépassent l'époque de la puberté, les pertes sanguines seront de plus en plus rares, qu'elles s'affaibliront à chaque retour, et disparaîtront complétement ou seront quelquefois remplacées par des hémorrhoïdes.

La durée de l'hémorrhagie spontanée est indéterminée, et, comme je l'ai dit plus haut, on ne peut rien conclure sur la déperdition des forces d'après la quantité du sang écoulé. Suivant Wachsmuth, l'hémorrhagie se produirait de préférence vers le soir ou pendant la nuit ; les malades présentent en ce moment un habitus particulier : ils sont agacés, loquaces, sans suite dans leurs idées, leur sommeil est agité, ils ont les yeux brillants ; les joues et les oreilles sont d'un rouge vif, la température y est très-élevée ; la respiration est accélérée, le pouls plein, dur, fréquent et en rapport avec l'hémorrhagie.

J'ai rapporté des cas, observées par Kapp, Kriemer, Smith,

dans lesquels des hémorrhagies avaient affecté une certaine périodicité dans leur manifestation. J'ajouterai encore l'observation de QUADRAT: il s'agit d'une femme chez laquelle il se déclara à l'âge de dix-neuf ans, et quelques jours avant la période menstruelle, une hémorrhagie par l'extrémité tuméfiée du doigt indicateur de la main droite, qui dura quatre jours, pendant lesquels les règles ne coulaient que goutte à goutte, ou augmentaient si l'hémorrhagie venait à diminuer. Ce phénomène se manifesta toujours la veille de l'époque menstruelle pendant l'espace de six ans.

C'est le cas de dire ici qu'il n'existe rien de bien positif sur l'influence des règles et de la grossesse sur les hémorrhagies spontanées. SALOMO, KüHL ont vu des femmes chez lesquelles les hémorrhagies spontanées existaient en même temps que les règles ou une grossesse, sans qu'il survînt aucun trouble dans l'évolution d'un de ces phénomènes.

On a prétendu que les hémorrhagies spontanées auraient pu cesser sur un point pour se manifester sur une autre partie du corps, et avoir ainsi une certaine alternance entre elles; ce fait n'est pas prouvé.

Quant aux hémorrhagies traumatiques, leur siége est déterminé par celui de la lésion qui les provoque : elles seront d'autant plus redoutables qu'elles se produiront à une époque plus rapprochée de la naissance; cependant on doit toujours s'attendre chez les hémophyles, quel que soit leur âge, à ce qu'une lésion traumatique produise une hémorrhagie dangereuse et même mortelle.

Des plaies faites par des instruments très-tranchants ne sont pas généralement suivies d'un écoulement sanguin considérable; les plaies irrégulières, malpropres, sont plus dangereuses. LORDAT a remarqué que celles qui avaient été faites par des instruments mouillés de liqueurs irritantes donnent

lieu à des hémorrhagies excessivement abondantes; ce fait
se rencontre, à un moins haut degré, il est vrai, chez les
personnes non hémophyles.

On parvient ordinairement à arrêter ces hémorrhagies.
Dans certains cas cependant, ainsi que l'ont observé VIELI,
CRAMER, HAY, MILING, après avoir fait cesser l'écoulement
sanguin pendant quelque temps, on le voit se reproduire et
entraîner fatalement la mort. Quand les plaies doivent avoir
ce triste dénouement, dit DEQUEVAUVILLER, elles fournissent
des boutons charnus, pâles, molasses, saignants et sécré-
tant peu de pus. Souvent elles se recouvrent d'un caillot
mou, très-adhérent, qui, bientôt exhale une odeur fétide,
et retarde longtemps la guérison. Un point de ce caillot
est bientôt soulevé, et l'écoulemeut se reproduit aussitôt. Si
une syncope ne survient pas ou bien si les moyens hémostatiques sont impuissants, le pouls devient petit, faible et à
peine sensible, irrégulier ou intermittent, presque toujours
accéléré; les lèvres, les gencives, la langue se décolorent,
les oreilles, qui jusqu'alors avaient été d'un rouge intense,
pâlissent, et la face ressemble aux figures de cire, la température du corps baisse, le malade éproûve des bourdonnements, des tintements d'oreille, le pouls s'éteint, les batte-
ments du cœur deviennent imperceptibles, une sueur froide,
comme visqueuse, survient aux tempes et la vie s'éteint après
quelques convulsions fortes et générales.

OTTO a vu l'hémorrhagie se produire par une cicatrice déjà
formée depuis quelques jours. JANSON, dans sa monographie
sur les hémorrhagies traumatiques, rapporte l'histoire d'une
femme Smith qui transmit à tous ses descendants mâles une
telle disposition aux hémorrhagies, que non-seulement une
blessure insignifiante déterminait des pertes de sang consi-
dérables et même mortelles, mais encore que la guérison de ces

plaies n'a jamais été complète chez certains membres de cette famille. La cicatrice se rompait au bout de quelques jours et l'hémorrhagie devenait mortelle.

Les hémorrhagies peuvent se terminer sous l'influence des moyens hémostatiques employés soit à l'intérieur soit à l'extérieur; s'arrêter spontanément ou diminuer peu à peu pour cesser tout à fait, soit par syncope, cas assez ordinaire, soit encore par l'incidence d'une forte diarrhée, comme l'a observé le docteur WACHSMUTH sur ses propres enfants. Son beau-frère voyait disparaître les hémorrhagies et les douleurs rhumatismales toutes les fois qu'il se livrait avec excès à des rapports sexuels. Enfin, l'anémie, des hydropisies, la goutte ou des hémorrhoïdes seront, dans les cas heureux, la terminaison de la diathèse hémophylique.

Nature.

Quelle est la nature de l'affection qui nous occupe? S'il m'est permis de retourner l'aphorisme *naturam morborum ostendunt curationes,* nous voyons que la solution de cette question est pleine d'intérêt, puisqu'elle nous fournirait les moyens de combattre une aussi fàcheuse diathèse, et de soustraire les malheureux qui en sont atteints à l'imminence d'une mort qui est prête à les frapper dans l'état de santé le plus florissant en apparence. Je n'ai que peu de matériaux pour m'aider dans cette recherche. Il est, en effet, difficile de recueillir le sang qui s'écoule d'une plaie, ou d'obtenir, pendant une épistaxis, une quantité notable de ce liquide, pour suffire à une analyse chimique complète. Aussi m'aiderai-je des observations de mes prédécesseurs. Je donnerai les diverses théories qui ont été émises, en les critiquant suivant mon point de vue; j'exposerai mes opinions tout en les appuyant de mes recherches et les soumettant à mon tour à la critique de ceux qui me jugeront.

Rieken, Ræsch, etc. ont dit que l'hémophylie est due à une transformation de la diathèse goutteuse ou arthritique.

Ils appuient leur opinion sur ce qu'ils auraient principalement rencontré la diathèse hémophylique chez des personnes dont les ascendants étaient goutteux, et qu'en outre, ils avaient vu très-souvent, dans des familles hémophyles, des affections goutteuses chez des membres de cette famille qui ne présentaient pas la diathèse hémophylique.

Je suis d'un avis contraire à la première proposition de Rieken; les cas dans lesquels on a trouvé des ascendants goutteux peuvent être considérés comme des exceptions, si je puis m'en rapporter aux observations qu'il m'a été possible d'étudier. J'ai plutôt rencontré la scrophule que la goutte chez les ascendants.

Si le vice goutteux a été observé quelquefois chez les ascendants ou les collatéraux d'un hémophyle, je crois qu'on doit l'attribuer à des circonstances spéciales, qui provoquent la goutte. Enfin, le docteur Wachsmuth, en nous citant le fait d'un enfant de neuf mois qui périt d'une hémorrhagie spontanée par les extrémités des doigts et des orteils, nous fait voir que l'hémophylie peut être congénitale, tandis que je ne connais point d'affection observée chez les nouveau-nés à laquelle on puisse assigner le vice goutteux comme cause, ce qui devrait être, si l'hémophylie était une transformation de la diathèse goutteuse.

Les auteurs allemands que j'ai cités donnent comme preuve du caractère goutteux, la douleur des membres et le gonflement des articulations. Les douleurs des membres existent assez souvent; quant aux gonflements des articulations, je les ai en vain cherchés dans les neuf cas que décrit

M. Dequevauviller; un seul cas présentait ce symptôme, mais l'individu offrait des signes de la scrophule; d'ailleurs ces symptômes se rencontrent dans d'autres maladies.

L'hémophylie est-elle une modification de la diathèse scrophuleuse ?

Ces deux affections présentent de grandes analogies; toutes deux, en effet, se rencontrent dans le bas-âge, et l'on a vu la diathèse hémorrhagique disparaître à la guérison de la diathèse scrophuleuse. Des symptômes de la scrophule ont été bien souvent signalés chez les parents et les sœurs d'individus affectés d'hémophylie, et ceux-ci ont même présenté quelquefois des symptômes de la scrophule. Enfin, dans ces deux maladies on trouve une diminution notable dans le chiffre de la fibrine du sang. Cependant je rejette cette manière de voir, car, dans des contrées où la diathèse scrophuleuse est endémique, on ne trouve que très-peu d'hémophyles, tandis que nous voyons des hémophyles là où la scrophule est excessivement rare. Je puis citer comme exemple un cas d'hémophylie chez une personne née et habitant aux environs de Narbonne (Aude), contrée dans laquelle les scrophules sont excessivement rares.

L'hémophylie ne saurait être une transformation de la diathèse scrophuleuse, car nous trouvons des différences par trop caractéristiques dans les hémorrhagies qui surviennent dans ces deux maladies. De plus, l'impuissance des anti-scrophuleux chez les hémophyles, l'excessive rareté de l'hémophylie chez les femmes, qui sont beaucoup plus souvent atteintes de la diathèse scrophuleuse que les hommes, éloigne en moi l'idée d'analogie entre ces deux maladies.

Suivant Vogel, l'hémophylie serait de nature scorbutique.

On peut, en effet, confondre les premiers symptômes de l'hémophylie avec les prodromes du scorbut Mais l'erreur n'est plus possible quand cette dernière maladie a fait quelques progrès. Je ferai remarquer que sur les navires, là où règne par excellence l'affection scorbutique, l'hémophylie a été à peine observée. Le scorbut est produit par des conditions particulières généralement connues aujourd'hui, tandis que l'hémophylie est un état pathologique intimement lié à la constitution de l'individu et qui se manifeste dès la naissance.

Autenrieth, Wiedenmeyer font résider la maladie dans une paralysie des capillaires et dans un développement insuffisant de ces vaisseaux.

J'objecterai d'abord que, dans la scructure des capillaires, il n'entre aucune fibre musculaire; par conséquent il ne peut y avoir de paralysie. Mais supposons un instant que cette paralysie existe, quel qu'en soit le siége, trouverons-nous là une cause qui puisse nous expliquer comment ces hémorrhagies sont rebelles à nos meilleurs moyens hémostatiques? Pourquoi l'eau de Pagliari, aidée de la compression, ne pourrait-elle pas former un caillot capable d'oblitérer le vaisseau paralysé?

Il faut encore admettre une autre cause, et Marjolin croit qu'il doit exister, en outre de la paralysie des capillaires, une altération du sang consistant dans la plus grande fluidité de ce liquide.

Dans la monographie du docteur Wachsmuth (Magdebourg, 1849) on lit: « L'hémophylie serait le résultat d'une disproportion innée entre la vitalité exagérée du sang et la résistance des capillaires qui seraient ou trop faibles ou atoniques. »

Cette disproportion ne peut exister dans tous les cas, il me semble même qu'elle doit être assez rare; car ce sera, dans un cas, le sang qui offrira trop de vitalité et les vaisseaux seront normaux; dans un autre, nous trouverons les vaisseaux trop faibles et le sang sera normal dans sa constitution.

Le docteur WACHSMUTH veut rendre compte par cette hypothèse de l'excessive rareté de l'hémophylie chez les femmes, parce que, dit-il, elles trouvent dans les menstrues un régulateur de cette trop grande vitalité du sang. Mais comment se fait-il que les jeunes filles, alors que les règles n'ont pas encore paru, soient si rarement atteintes de cette affection, alors que les enfants du sexe masculin sont déjà sous le coup de cette fatale diathèse?

Pour NASSE, ELSÆSSER, ROKITANSKI, LEBERT, MECKEL, KOPF, KELLER la maladie serait due à une altération du sang.

D'après les recherches chimiques que nous trouvons dans ces auteurs, nous ne pouvons rien conclure de positif; et mon esprit se refuse à attribuer au sang cette fatale propriété, parce qu'il y a un simple changement de proportion dans les éléments de ce liquide; il est du reste nombre d'affections dans lesquelles les éléments constitutifs du sang approchent beaucoup de la composition du sang que l'on attribue aux hémophyles, sans que nous trouvions dans ces maladies aucune similitude de symptômes. Je ne puis admettre qu'une diminution dans le chiffre de la fibrine puisse amener une telle altération dans les propriétés du sang. ANDRAL porte le chiffre minimum de ce principe à 1,6 pour 1000. Voici deux analyses que je dois à la complaisance de M. E. RITTER, préparateur de chimie de la Faculté. Ce sang, malheureusement en trop petite quantité, a été recueilli pendant deux épistaxis différentes sur l'enfant Meyerhœffer, dont je donnerai l'observation.

Première analyse.

12,486 de sang ont fourni :

> 1,951 de caillot.
> 10,535 de sérum.

Le caillot a fourni par le lavage :

> 0,032 de fibrine séchée à 110°.

Le sérum renfermait sur 8,800 :

> 0,676 de matières solides séchées à 110°.
> 8,124 d'eau.

0,676 de matières solides du sérum ont laissé 0,026 de cendre, d'où l'on déduit pour la composition du sang :

Eau.	92,320
Fibrine.	0,264
Albumine.	7,390
Sels.	0,026
	100,000

Deuxième analyse.

18,550 de sang ont fourni :

> 3,240 de caillot.
> 15,310 de sérum.

Le caillot a fourni par le lavage 0,049 de fibrine séchée à 110°.

Le sérum renfermait sur 11,868 :

> 0,914 de matières solides séchées à 110°.
> 10,954 d'eau.

Les 0,914 de matières solides ont laissé 0,034 de cendre, d'où l'on tire pour la composition du sang :

Eau.	92,244
Fibrine.	0,264
Albumine.	7,470
Sels.	0,022
	100,000

Il résulte de ces analyses que la proportion de fibrine est à peu près normale et qu'elle ne peut par conséquent expliquer la plus grande fluidité du sang ; d'ailleurs nous rencontrons dans d'autres maladies (scorbut, fièvres graves avancées, fièvres éruptives, intoxications) une diminution dans la quantité de fibrine plus considérable que chez les hémophyles, sans qu'il survienne de ces hémorrhagies rebelles aux traitements les mieux dirigés. Je regrette de ne pas avoir eu à ma disposition une plus grande quantité de sang, afin de mieux connaître les altérations de ce liquide, soit en portant mes recherches sur la quantité, soit sur la qualité de ses divers éléments constituants. Je crois à l'existence d'un principe particulier soit normal et en excès, soit anormal, un sel alcalin peut-être, qui par sa présence rendrait le sang *plus fluide et empêcherait sa coagulabilité.* Ce n'est là, il est vrai, qu'une hypothèse, mais elle a quelque fondement et quelque raison d'être, car « les alcalins administrés pendant longtemps, agissent comme contro-stimulants, et augmentent la faiblesse des malades ; introduits dans le torrent circulatoire d'une manière continue et en quantité exagérée, ils augmentent la liquidité du sang, et ils prédisposent singulièrement à ces effusions soit séreuses, soit sanguines qui peuvent déterminer des morts subites, dont on cherche souvent bien loin la cause sans en accuser les alcalins. Tous les observateurs savent que dans les cas d'albuminurie, lorsque le foie et les reins exécutent mal leur fonction, les médecins sont souvent surpris à l'improviste par une mort que rien ne semblait annoncer. A l'autopsie on trouve dans les ventricules du cerveau une effusion séreuse qui a déterminé une apoplexie foudroyante. Cette suffusion est causée par l'altération du sang qui devient plus liquide par suite de la présence de l'*urée et des sels alcalins en excès* dans ce liquide» (BOUCHARDAT, *Thérapeutique*). Or si cet excès d'alcali était démontré dans l'hémophylie, on y trouverait l'explication de quelques-uns des symptômes caractéristiques de cette affection. Le sang ne se coagulant pas, on ne serait pas surpris de voir bien souvent la compression la mieux faite sur le tronc principal des vaisseaux du membre ou du voisinage du lieu où se produit l'hémorrhagie ne donner qu'un résultat négatif. On pourrait aussi s'expliquer les sugillations, les ecchymoses et tous les divers symptômes pathognomoniques de l'hémophylie.

Anatomo-pathologie.

On peut encore dire aujourd'hui, comme l'ont fait NASSE et GRANDIDIER, il y a environ trente ans, que le nombre d'autopsies est excessivement rare, et que les résultats obtenus sont négatifs. J'engage ceux qui voudraient faire des recherches sur cette maladie à porter leurs investigations sur l'examen microscopique des capillaires.

M. MOREL a eu la bonté de faire l'examen microscopique de la rate et des vaisseaux que j'avais enlevés sur le cadavre de Félix Meyerhœffer; rien de particulier ne fut observé par cet habile micrographe. Le sang recueilli dans la veine porte renfermait une grande quantité de globules blancs ; le cœur était hypertrophié.

On peut donc admettre que les tissus chez les hémophyles ne présentent rien d'anormal, comme l'avaient d'ailleurs constaté ELSÆSSER, GRANDIDIER et d'autres observateurs.

Quand la mort est le résultat d'une hémorrhagie, ces cadavres ressemblent aux figures de cire ; plus rarement, ils ont une couleur bleu noirâtre ; les muscles décolorés, blanchâtres, sont d'ordinaire très-raides et allongés, de sorte que dans plusieurs cas le corps paraît avoir augmenté de longueur ; les vaisseaux sanguins, le cerveau, les poumons, les intestins sont d'une couleur pâle et exsanguës.

Le docteur WACHSMUTH rapporte les lésions suivantes :

I. Minceur plus grande du tissu des artères, qui ressemble dans sa structure à celui des veines.

II. Dépôt blanchâtre dans les carotides, analogue aux ossifications des artères.

III. Cloison des ventricules amincie.

VI. Ouverture incomplète du foramen ovale.

V. Obturation de ce foramen par une membrane.

VI. Cœur semblable à celui du fœtus.

VII. Absence de tissu musculaire, là où dans l'état normal il est le plus développé ; la cloison inter-ventriculaire n'est constituée que par les deux feuillets droit et gauche de l'endocarde.

VIII. Développement exagéré des muscles du cou, minceur des parois de l'artère pulmonaire.

NASSE, ELSÆSSER, GRANDIDIER citent encore plusieurs désordres ou anomalies. Ces diverses lésions doivent être considérées comme une conséquence de la *diathèse hémophylique*, ou comme une simple coïncidence, sans en être le caractère essentiel, sans quoi elles devraient se rencontrer dans chaque nécropsie, et, en outre, chose plus difficile, elles devraient expliquer la diathèse.

Étiologie.

Les diverses causes qui peuvent produire la diathèse hémophylique ou concourir à son développement, sont déterminantes ou prédisposantes.

Climat. Parmi les cas d'hémophylie qui ont été publiés, la presque totalité ont été observés dans les pays septentrionaux. C'est, en première ligne, l'Allemagne et surtout les bords du Rhin; puis vient l'Amérique du Nord, principalement la Pennsylvanie. L'Angleterre, la Suisse, la France, l'Espagne, l'Italie n'ont fourni que des cas peu nombreux.

Profession, etc. La diathèse hémarrhogique a été observée sur des individus des diverses professions. La nourriture, l'habitation, la position sociale n'ont pas une influence plus marquée.

Origine. L'hémophylie serait congénitale, si l'on s'en rapporte à l'opinion qui est le plus généralement émise. Deux cas, cités par Tardieu et Salomo, et où la diathèse ne se manifeste que vers la vingt-cinquième année, viennent faire exception. Nasse croit que la disposition hémorrhagique commence avec la vie intra-utérine.

Hérédité. Elle est évidente et incontestée. Sanson, dans sa *Monographie sur les hémorrhagies traumatiques,* raconte que Appleton qui, dans son jeune âge, avait été sujet à de fréquentes hémorrhagies spontanées, succomba à un écoulement de sang par la muqueuse uréthrale et par la surface d'une escharre de la hanche. Sur dix-sept enfants ou arrière-petits-fils qu'il eut, cinq moururent à la suite de blessures insignifiantes; les autres furent sujets à des hémorrhagies spontanées qui entraînèrent la mort de quelques-uns d'entre eux.

La thèse de concours de M. LEREBOULLET, *Sur l'hérédité dans les maladies* (Strasbourg 1834), renferme des détails circonstanciés sur un exemple curieux de l'hérédité dans l'hémophylie.

En lisant ces diverses observations, on remarque que l'hémophylie est surtout l'apanage du sexe masculin. Quelques cas d'hémophylie chez la femme sont décrits par RICHTER, ELSÆSSER, NASSE, etc.

On voit aussi que l'hémophylie est assez rarement transmise par le père aux enfants, mais qu'elle l'est plus spécialement par la mère, si l'on excepte les quelques cas que citent BICKING et STEINMETZ. HAY et OTTO nous donnent des observations, dans lesquelles les femmes avaient été exemptes de la maladie et l'avaient transmise à leurs descendants mâles. Le docteur WACHSMUTH nous rapporte un fait semblable en nous donnant l'histoire de sa propre famille. Ses parents n'ont présenté aucun symptôme d'hémophylie ; quant à lui, il a souffert à dix-sept ans d'hémorrhoïdes qui ont disparu par l'exercice du cheval. Sa femme a été sujette aux scrophules dans son jeune âge ; son beau-frère fut tourmenté durant sa vie par de graves et fréquentes hémorrhagies spontanées ; jamais Mme Wachsmuth n'a offert aucun symptôme de la goutte ou de l'hémophylie ; elle a mis au monde cinq enfants. La vie de l'aîné fut bien souvent mise dans des périls extrêmes par de fréquentes hémorrhagies spontanées. Le second garçon mourut à quatre mois du choléra des enfants (*Brechruhr*) sans avoir donné de signes d'hémophylie. Le troisième garçon eut de très-bonne heure des sugillations, des ecchymoses, des hémorrhagies spontanées. Le quatrième enfant était une fille, qui mourut d'éclampsie au troisième mois, sans présenter de symptômes de l'hémophylie. Ce dernier n'est l'objet d'aucune observation.

Sur 115 garçons appartenant à des familles hémophyles, LANGE a compté 88 sujets affectés de la diathèse hémorrhagique, et sur 77 filles, dans les mêmes conditions, 21 seulement présentèrent les symptômes de cette maladie.

A travers combien de générations la maladie peut-elle se perpétuer? Je crois que rien de bien positif n'a encore été dit à cet égard. Dans les familles, sujet des premières observations, la maladie régnait depuis 1720 et 1730 et s'y était propagée jusqu'en 1806, époque à laquelle HAY et OTTO publièrent leurs études. KUSTER parle d'une famille qui, de temps *immémorial*, avait vu tous ses descendants mâles atteints d'hémophylie. Dans la famille que cite KRIEMER, la maladie s'est perpétuée pendant trois générations.

Sexe. Les premiers auteurs anglais et américains considéraient l'hémophylie comme l'attribut exclusif du sexe masculin. DUBOIS partage cette opinion. C'est RŒSCH et HEYFELDER qui ont observé, les premiers en Allemagne, cette affection sur les femmes; MENDE cite trois sœurs qui ont succombé en bas âge, l'une à une hémorrhagie traumatique, les deux autres à des hémorrhagies spontanées. Une petite fille de la famille LAROCHE succomba à une hémorrhagie par le vagin. Le docteur WACHSMUTH rapporte que deux filles d'une cousine (du côté paternel) de son beau-père, le major von G..., étaient sujettes à des sugillations, à des ecchymoses et à des hémorrhagies traumatiques très-inquiétantes après des blessures insignifiantes; elles n'avaient pas eu d'hémorrhagies spontanées. L'une de ces deux personnes, âgée de vingt ans, succomba la nuit de ses noces à la suite de pertes de sang excessives, occasionnées par la rupture de la membrane hymen; l'autre mourut à peu près au même âge, par suite d'hémorrhagie.

Cependant l'hémophylie reste une exception chez les enfants du sexe féminin. Les femmes qui en sont atteintes ne présentent généralement que des phénomènes peu prononcés; chez elles, cette diathèse ne se manifeste par aucun symptôme, ou bien elle se révèle soit par une menstruation très-abondante, soit par un état pléthorique et des congestions vers la tête et les poumons.

Je n'ai pu trouver d'explication bien nette et bien positive sur les causes qui peuvent provoquer l'apparition des sugillations, des ecchymoses, des hémorrhagies spontanées. M. DE-QUEVAUVILLER accorde une certaine influence à la température extérieure (obs. VIII) qui, à un degré assez élevé, favoriserait les congestions et par suite l'hémorrhagie. Pour les deux premiers phénomènes, je rappellerai les actes mécaniques, tels que le décubitus quelque temps prolongé, des vêtements trop serrés, le nœud d'un lien pressant le corps, circonstances qui seraient favorisées par la disposition morbide de l'individu.

Pour ce qui concerne les hémorrhagies traumatiques, il est inutile d'en indiquer les causes.

Diagnostic.

Le diagnostic de l'hémophylie est presque toujours facile : en effet, des épistaxis fréquentes et abondantes, des hémorrhagies excessives et rebelles à nos moyens hémostatiques survenant spontanément par les muqueuses buccales, uréthrales ou par un point de la surface cutanée, qui était précédemment le siége d'une tache, d'une ecchymose, etc.; une hémorrhagie très-abondante et difficile à arrêter survenant à la suite d'une blessure insignifiante; la présence de taches, de sugillations, d'ecchymoses sur une partie du corps où ces épanchements sanguins siégent de prédilection, la translucidité de la sclérotique, qui la fait paraître fortement bleuâtre, permettront de diagnostiquer la diathèse hémophylique. Le diagnostic prendra un caractère de plus grande certitude, si par l'interrogatoire on constate que la maladie est congénitale, et qu'elle existe chez les ascendants.

L'hémophylie ne pourrait être confondue qu'avec une affection décrite par WERLHOFF, en 1745, sous le nom de *morbus maculosus hæmorrhagicus* ou *purpara hæmorrhagica*.

En effet, on trouve dans cette maladie des taches d'étendue variable, d'une couleur rouge, brune ou noirâtre, ne disparaissant pas sous la pression du doigt, complétement indolentes, et passant, dans leur marche rétrograde, par les différentes variations de couleurs que suivent les ecchymoses avant de s'effacer. On voit aussi se développer des bosses sanguines ou des trombus sous le cuir chevelu, des ecchymoses se produiré partout où les téguments sont un peu comprimés ou tiraillés. Enfin, ce qui établit une analogie plus grande encore, on voit des hémorrhagies spontanées apparaître par les membranes muqueuses, des suintements sanguins se faire par la surface de plaies suppurantes ou par de petites solutions de continuité. Cependant ces maladies ne sont pas identiques; elles se ressemblent par la forme, mais elles diffèrent par le fond. Le *purpura* est une maladie acquise, endémique, quelquefois épidémique, dont la cause probable réside dans la dissolution du sang, tandis que l'hémophylie est une affection congénitale, héréditaire, qui a sa raison d'être dans tout l'organisme. Dans le purpura, l'organisme n'est affecté que consécutivement au sang, l'hémophylie est une diathèse. Le purpura est rare chez les enfants; il se présente communément chez les adultes et dans un âge avancé, tandis que l'hémophylie s'attaque de préférence aux enfants et disparaît aux approches de la vieillesse. Le purpura est fréquent chez les femmes et surtout pendant l'âge critique; l'hémophylie, au contraire, est presque une exception chez les femmes.

La fatigue occasionnée par des marches forcées, par des travaux assidus, une mauvaise alimentation, l'habitation prolongée dans un lieu humide, obscur, mal aéré, la misère, les chagrins, les excès de tout genre ont amené le développement du purpura, qui se rencontre plus particulièrement à la suite de l'encombrement dans les camps, dans les hôpitaux, dans les casernes, dans les prisons, sur les vaisseaux. Or si nous comparons ces diverses circonstances qui donnent naissance au purpura, avec tout ce qui a été dit sur l'hémophylie, nous voyons que ces causes n'ont aucune influence sur le développement de cette dernière maladie.

Enfin, une alimentation réparatrice, l'usage de vin de Bordeaux ou de Bourgogne, les préparations du quinquina, de fer; un bon air, une habitation sèche et exposée au soleil, etc., moyens fort utiles dans les cas de pupura, n'ont aucune influence sur l'hémophylie.

Ce que je viens de dire pour le diagnostic différentiel de l'hémophylie et du purpura me dispense, je crois, de parler du scorbut; car, quoique plusieurs auteurs aient considéré le scorbut et le purpura comme deux maladies non identiques, je regarde leurs raisonnements comme des subtilités de diagnostic, et je fais du purpura un épiphénomène du scorbut. A l'appui de cette opinion je puis d'ailleurs citer MM. Grisolle, Hardie et Behier.

On pourrait encore prendre pour une hémophylie les épistaxis et hémoptysies que l'on voit quelquefois survenir au printemps et en automne chez des sujets robustes, et à l'époque de la puberté. Mais ici nous ne trouverons point de ces hémorrhagies rebelles qui ne cessent qu'à la syncope. L'absence de taches, de pétéchies, d'ecchymoses sur la surface du corps, un écoulement sanguin après une lésion de continuité quelconque, et l'effet utile des moyens hémostatiques démontrent qu'on n'a point affaire à une hémophylie. D'ailleurs, si l'on interroge le malade, on saura qu'il n'a jamais saigné d'une manière inaccoutumée, qu'il n'a jamais éprouvé d'hémorrhagies spontanées graves, et que ses parents n'ont présenté aucun des symptômes caractéristiques de l'hémophylie. Si l'exploration est faite avec quelque soin, je crois l'erreur impossible.

Les sugillations, les ecchymoses pourraient quelquefois être confondues avec celles qui proviennent de causes traumatiques; pour assurer le diagnostic on s'aidera dans ce cas de la présence ou de l'absence des autres symptômes de l'hémophylie. Pour plus de détails, je renvoie à ce que j'ai déjà dit sur ces épanchements sanguins.

Pronostic.

Le pronostic de l'hémophylie est, dans la presque totalité des cas, de très-mauvais augure; et on comprendra facilement qu'il doive en être ainsi, si l'on se rappelle combien les hémorrhagies sont rebelles à nos moyens thérapeutiques, combien peu sont exactes et suffisantes nos connaissances sur la nature, la cause de cette maladie, et combien jusqu'à présent le traitement est chose précaire.

Sur 52 sujets qui ont succombé, GRANDIDIER a vu la mort survenir:

3 fois	entre 50 et 20 ans.
10 fois	» 20 et 7 »
34 fois	» 7 et 1 »
5 fois	dans la première année.

D'après ce relevé, nous voyons que la période la plus fatale à ces malades est comprise entre la première année et sept ans, ce qui correspond avec plus d'extension, à la durée de temps qui sépare l'évolution dentaire de la puberté; c'est en effet ce qui a été noté par tous les observateurs. Nous voyons en outre la mortalité diminuer à mesure que nous nous approchons de la vieillesse. Je puis donc déduire de cette remarque, avec le docteur HUGUES, que la disposition aux hémorrhagies a une tendance très-manifeste à s'éteindre par les progrès de l'âge. Aussi observe-t-on que les hémophyles qui ont dépassé la puberté peuvent atteindre un âge assez avancé. GRANDIDIER et STEINMETZ citent deux hémophyles qui avaient dépassé l'âge de soixante-dix ans.

Il est encore quelques particularités qui ne doivent pas être négligées, quand on veut poser le pronostic de cette bizarre affection. C'est ainsi que nous devons tenir compte de la constitution, car un individu qui pourrait être classé dans la forme érétique supportera beaucoup mieux une hémorrhagie qu'un sujet appartenant à la forme atonique. Le jeune âge est aussi une condition fâcheuse, et l'enfant est d'autant plus influencé par des hémorrhagies souvent répétées et presque toujours abondantes, qu'il a d'autant plus besoin pour son développement de tous les éléments nutritifs du sang et, s'il ne meurt pas par une hémorrhagie, il succombera par anémie; c'est ce que j'ai observé sur Félix Meyerhœffer. J'ai déjà dit que l'hémophylie est plus commune chez les hommes que chez les femmes, j'ajouterai qu'elle est aussi beaucoup moins fatale chez ces dernières.

Le printemps et l'automne sont regardées comme les saisons qui favorisent les hémorrhagies spontanées; le froid intense, une chaleur grande et sèche semblent également les développer, et c'est principalement le soir et pendant la nuit que ces écoulements sanguins sont le plus abondants.

Les maladies incidentes sont d'un pronostic excessivement grave à cause des hémorrhagies spontanées, soit internes, soit externes, qu'elles peuvent provoquer. Dans ces cas l'issue est presque toujours la mort; le rachitisme, les scrophules, le scorbut sont de dangereuses complications, la dernière principalement. La goutte ou les hémorrhoïdes paraîtraient au contraire avoir une influence heureuse, elles sembleraient en quelque sorte terminer la maladie ou se substituer à la diathèse.

Les professions qui exposent à des lésions fréquentes, entraînent par cela même un pronostic peu favorable.

Thérapeutique.

Puisque nous ne possédons pas de connaissances exactes sur la nature de l'hémophylie, toutes les recherches faites dans le but d'obtenir une médication rationnelle doivent être, sinon sans résultat, du moins incertaines. Nous sommes donc obligés de nous en tenir à la médication empirique; heureux si, par ces moyens, nous pouvons encore parvenir à conjurer l'imminence d'une mort que tout semble faire présager.

La première et principale indication que nous ayons à remplir, c'est de prolonger la vie des sujets hémophyles, car nous savons par l'expérience que l'époque de la puberté est le moment le plus dangereux pour les individus affectés de la diathèse hémophylique, et que, cet âge dépassé, l'hémophylie nous offrira des symptômes de moins en moins graves. Dès lors, c'est plutôt sur les efforts et les ressources de la nature que nous devons compter que sur nos moyens thérapeutiques, pour produire la cure. Notre route est donc toute tracée, et jusqu'à ce que l'on ait découvert le spécifique, nous devons combattre les symptômes.

Hémorrhagies. Ces mots de Fordyce « *Styptica qualia-cumque pro nihilo erant ultra tantum cessavit profluvium* » nous apprennent combien peu nous devons compter sur les styptiques; cependant on ne doit point les rejeter tous sans exception, et je conseillerai d'employer, ou tout au moins d'essayer, le collodium, l'acide sulfurique étendu d'eau, le perchlorure de fer, etc.

Parmi les caustiques, un seul a rendu, dans quelques cas, de très-bons effets, c'est le fer chauffé au rouge. C'est par ce moyen que M. Hirtz s'est rendu maître de l'hémorrhagie qui était survenue à la suite de l'excision d'une amygdale. Fuchs le prescrit dans tous les cas. Cependant on ne doit pas avoir une confiance illimitée dans ce moyen, car si l'hémorrhagie a été quelquefois arrètée, on l'a vue aussi se reproduire au bout d'un certain temps et avec plus de gravité à la chute de l'escharre (Canstatt, Dequevauviller, etc.). Salomo et le docteur Wachsmuth citent des cas dans lesquels il a fallu intervenir un grand nombre de fois, et l'hémorrhagie ne s'est arrêtée qu'après dix et vingt cautérisations répétées.

La compression, moyen de bien peu de valeur ici, ne doit pas être négligée: elle pourrait être un très-bon adjuvant d'une autre hémostatique.

La suture, aidée de la compression et d'un styptique, doit être essayée, surtout dans le cas de piqûre de sangsues.

Les ligatures ne servent à rien, parce que l'hémorrhagie recommence ordinairement au-dessus d'elles; dans beaucoup de cas elles ne seront pas praticables, car le sang ne sort pas de vaisseaux apparents, mais s'échappe en nappe de toute la surface de la plaie, et quand elles ont pu être appliquées, l'hémorrhagie s'est reproduite à la chute des fils.

Il est enfin quelques moyens qui ont donné des résultats utiles et qui sont consacrés par l'expérience. C'est ainsi que

Tardieu et Marjolin conseillent le perchlorure de fer dans les cas d'hémorrhagie par avulsion des dents ; le mastic ou une boulette de mie de pain pourraient être essayés. Le seigle ergoté a eu de bons effets contre le suintement fourni par les piqûres de sangsues.

Dans les cas d'épistaxis, on a préféré le tamponnement des fosses nasales avec des éponges imbibées d'acide sulfurique étendu, ou enduites d'alun. On a conseillé l'immersion des mains dans l'eau froide. Rickey a vu cesser deux épistaxis en provoquant le sommeil par l'opium. Chez Félix Meyer-hœffer, j'ai plusieurs fois arrêté une épistaxis en tamponnant la cavité nasale correspondante à l'écoulement avec un bour-donnet de charpie imbibée de liqueur de Monsel.

Dans les cas d'hémorrhagie et dans la forme érétique, le docteur Wachsmuth prescrit le seigle ergoté à la dose de 0^{gr},25 toutes les demi-heures. Dans la forme atonique il emploie les fleurs d'Arnica à la dose de 4 grammes dans 129 grammes de véhicule.

Le docteur Meinet a obtenu de très-bons effets du seigle ergoté à la dose de 15 centigrammes.

Je conseillerai le sel de Glauber à la dose de 30 grammes. Ce sel, expérimenté par le docteur Wachsmuth sur ses enfants, eut un plein succès. Il a deux fois réussi pour la famille Smith, habitant le voisinage de Pleymonth, dans l'État de Newhampshire et pour le malade dont l'histoire est rapportée par Kriemer. Il s'agit d'une famille dont tous les descendants mâles, pendant quatre générations, ont péri d'hémophylie; il reste encore un membre de cette famille qui se garantit des hémorrhagies en faisant un usage fréquent du sel de Glauber (p. 17). Le sulfate de soude pris pendant quelques jours à dose suffisante pour purger, serait donc une médication à employer. Sydenham n'a-t-il pas d'ailleurs établi en principe qu'on doit craindre le retour des hémorrhagies spontanées, si l'on n'administre point un léger purgatif (*Febr. cont.*, an. 1661, t. I, p. 42)?

Je ferai observer qu'avant d'essayer un moyen quelconque contre une hémorrhagie, il faut permettre à l'hémorrhagie de se faire pendant quelque temps, si l'on ne veut compromettre les résultats obtenus.

Lorsque l'hémorrhagie est très-abondante, et que les individus n'ont plus dans les vaisseaux la quantité de sang nécessaire pour entretenir la vie, lorsque la syncope se prolonge, et que les malades sont sur le point d'expirer, doit-on pratiquer, dans ce cas extrême, la transfusion? — SCHŒNLEIN, ELSÆSSER, MARZINKOWSKI l'ont conseillée. LANE l'a pratiquée une fois après une opération de strabisme.

Les ecchymoses, les sugillations, les pétéchies disparaissent ordinairement toutes seules et sans traitement. On pourrait employer les frictions avec la pommade iodée ou avec la teinture d'Arnica. S'il y avait des douleurs articulaires, on pourrait recommander le liniment volatil camphré avec ou sans opium.

Enfin, chez tout hémophyle, on devra combattre la tendance aux congestions, soit en pratiquant une légère incision au bras en guise d'une saignée, soit en administrant le sulfate de soude, comme dérivatif. On ordonnera les exercices gymnastiques en même temps qu'une alimentation tonique, mais non excitante. Le docteur MARTIN, de Iéna, recommande les lotions froides, les bains de mer, un genre de vie simple, qui n'excite pas le système nerveux, et, à l'intérieur, l'emploi des eaux minérales ferrugineuses.

Observations.

Félix Meyerhœffer, enfant de troupe au 4e d'artillerie, est né à Toulouse en 1846. Sa mère est native de Luxembourg et son père de Münchhausen[1], (canton de Seltz).

Meyerhœffer, le père de cet enfant, est maître-tailleur au 4e d'artillerie; c'est un homme de quarante-cinq ans environ, de haute taille, d'une bonne santé; il a la peau blanche, les cheveux châtain clair, les iris bleus, et les sclérotiques translucides à un haut degré. Sa figure, d'un blanc mat, est plaquée de rouge et parsemée de sugillations; il porte plusieurs pétéchies sur le nez, il n'éprouve pas de douleurs articulaires et ne présente aucun symptôme de la goutte. De tout temps, Meyerhœffer, le père, a été prédisposé à des hémorrhagies nasales très-rebelles, qui ont plusieurs fois, dans son jeune âge, causé des syncopes. A la suite de simples piqûres au doigt, faites par une aiguille, il a vu survenir des hémorrhagies excessivement abondantes, qui duraient pendant plusieurs heures; chez lui, les écoulements sanguins se faisaient avec une si grande facilité, qu'il lui suffisait de produire un mouvement de succion sur ses propres lèvres, pour qu'à l'instant sa bouche se remplisse d'un sang liquide et séreux. Son grand-père, son père, ses oncles, ses frères ont toujours été prédisposés à des hémorrhagies très-rebelles à la suite de blessures légères. Tous ses parents, aux approches de la trentième année, ont vu apparaître des sugillations sur la face et de pétéchies sur le nez. Jamais, autant qu'il a pu l'entendre dire dans sa famille, cette affection ne s'est montrée sur un membre du sexe féminin.

La mère de Félix est brune, d'une santé parfaite, et n'a

---

[1] Münchhausen est bâti sur la rive gauche du Rhin à une distance de vingt-cinq kilomètres de Wissembourg.

jamais éprouvé d'hémorrhagie quelconque; elle dit n'avoir jamais eu la scrophule.

Les sœurs de Félix sont brunes comme leur mère, sans scrophules, et n'ont jamais éprouvé d'épistaxis.

Des deux frères de Félix, l'un est paralytique à la suite de convulsions survenues quarante jours après la naissance; l'autre est mort peu de temps après la naissance dans de violentes convulsions.

Félix est entré à l'hôpital militaire de Strasbourg, où j'ai eu occasion de l'observer, dans le commencement de l'année 1860 ; il avait quatorze ans, sa peau était blanche, très-fine ; le système musculaire était peu développé, flasque et séparé de la peau par une couche de tissu cellulaire infiltré. Les sclérotiques présentaient à un haut degré la teinte bleuâtre. Les iris étaient bleus, les cheveux, châtain clair, étaient rares ; l'articulation coxo-fémorale gauche était prise d'ankylose.

Dès sa naissance, Félix avait été exposé à de fréquentes épistaxis fort abondantes, et qui ne cessaient que par l'état de faiblesse extrême du jeune malade.

L'écoulement sanguin diminuait d'intensité; le sommeil survenait et l'hémorrhagie cessait; à l'âge de neuf ans, s'étant heurté le genou contre le sol, dans une chute, il survint une ecchymose considérable, qui donna lieu, quelques heures après, à une hémorrhagie excessivement abondante. Elle dura trois jours et ne put être définitivement arrêtée qu'après l'application reitérée du cautère actuel.

A sa rentrée à l'hôpital militaire de Strasbourg, le 15 mai 1860, Félix était *dans un état de débilité extrême*. Ses épistaxis se répétaient avec une fréquence désolante; elles s'arrêtaient quand le sommeil survenait, pour recommencer dès que Félix avait repris quelques forces. Le sang extrêmement séreux coulait sur un linge, imbibait au loin ce tissu, et ne laissait que quelques fibrilles très-petites dispersées çà et là.

Contre ces épistaxis on a essayé vainement tous les traitements usitées. Le sang ne s'arrêtait que par l'épuisement du sujet. Le tamponnement avec des boulettes de charpie imbibée de liqueur de Monsel a eu quelques succès momentanés.

Vingt-sept jours après sa rentrée à l'hôpital, c'est-à-dire, le 21 juin, Félix mourut présentant tous les symptômes de l'anémie.

L'autopsie ne m'a rien offert de particulier. Le cœur était considérablement hypertrophié, et les parois de l'artère pulmonaire plus minces qu'à l'état normal. M. Morel examina avec soin la rate et les vaisseaux, et ne put constater aucune lésion dans ces tissus. Le sang de la veine porte renfermait une grande quantité de globules blancs.

Le cerveau, les muqueuses et le tissu musculaire étaient exangues.

Bibliographie.

Van-Wieten, *Comment. in aphor.*, t. III. Paris 1773.

Fordyce, *Fragment chirurgica et medica.* London 1784.

Medizinische Ephemeriden. Chemnitz 1793.

Medical repository. New-York 1803.

Otto, *Diction. des sciences médic.*, t. IV, 1803.

Philadelph, Museum, Bd 1, 1804.

Analyse der Göttinger Gelehrten-Anzeigen, 1809.

Consbruch, *Hufeland's Journal*, Bd 30, Heft 5, 1810.

Reil und Autenrieth, *Archiv. gener.*, Bd 10, 1811.

Latour, *Hist. philos. et méd. des causes essent. imméd. ou prochaines des hémorrhagies*, vol. 1er, p. 190. Orléans 1811. — *Dict. des sciences méd.*, vol. IV, art. des *cas rares*.

Moniteur des hôpitaux, 10 févr. 1817.

Transactions of the physico-medical Society of New-York, Bd 1, 1817.

NASSE, *Horn's Archiv.*, 1820 u. 1824.

KELLER, *Die Hemophilie*, 1824.

ELSÆSSER, *Hufeland's Journal*, Bd 58, St. 2; Bd 59, St. 3; Bd 67, St. 5;
Bd 72, St. 11, 1824.

THEINHARD, *Horn's Archiv.*, 1824.

DAVIS, *Edimb. Horn's Archiv.*, 1826.

Edimburg medical and surgical Journal, 1826.

PUCHELT, *Heidelberger klinische Annalen*, St. 3, 1827.

PRECHTL, *Dissert. de hemorrh. heredit.* Wiseeb 1827.

RŒSCH, *Untersuchungen*, 1ter Th., 1827.

ULRICH, *Sanitätsbericht der Rhein. medizin. Coll.*, 1827.

HOPF, *Die Haimophilie.* Wurzbourg 1828.

RIEKEN, *Ueber die erbliche Anlage zu tödtlichen Blutungen*, 1829.

THAL, *Nova acta societatis Havniensis*, 1829.

REYNELL COATES, *North American medical and surgical journal*, 1829.

LOBSTEIN, *Traité d'anatomie pathologique*, t. I, 1829.

NAUMANN, *Handbuch der med. Klinik.* Berlin 1829-1836.

SCHLIEMANN, *Dissert. de dispositione ad hemorrh. perniciosas hereditaria.*
Würzbourg 1831.

RICHARD, *Verhandlung der vereinten ärztlichen Gesellschaft der Schwerz*,
1831.

GRANDIDIER, *De dispositione ad hemorrhagias lethales hereditaria.* Cassel
1832.

RUEBER, *idem.* Berlin 1832.

HEYFELDER, *Medizinische Zeitung des Vereins für Heilkunde*, 1833.

HUGUES, *Archiv. génér. de médecine*, oct. 1833.

ROUX, *Journal de médec. et de chirurgie pratique.* Paris 1833.

TURNBULL, *Edimburgh med. and surgical Journal*, 1834.

SALOMO, *Caspari Wochenschrift*, n° 7, 1834.

CRAMER, *idem*, n° 33, 1835.

FRORIEP's *Notizen*, n° 994, 1835.

OSBORNE, *Dublin Journal*, 1835.

Journal hebdom. des progrès des sciences, août 1835.

Vereins-Zeitung, n° 6, 1835.

LUCAS, *Sanitätsbericht des Rhein mediz. Colley. für* 1835.

45

Hugues, *The Amer. Journal*, 1835.

Laforgue, dans Lebert, *Revue médicale*, 1835.

Kühl, *in Clarus et Radius*. Beiträge, 2 Bd, 1836.

Sturm, *Vereins-Zeitung*, 1836.

Schaffer, *Vereins-Zeitung*, n° 26, 1836.

Taynton, *Lond. med. Gaz.*, Januar, 1836.

Burdach, *Vereins-Zeitung*, 1836.

Bicking, *Hufeland's Journal*, Heft 4, 1837.

Grandidier, *Allgemeine medizinische Zeitung*, 1837.

Lebert, *Archiv. génér. de médec.*, sept., 1837.

Rœsch, *Untersuchungen aus dem Gebiete der Heilwissenschaft*, Bd I. Stuttgart 1837.

Heyfelder, *Vereins-Zeitung*, n° 48, 1838.

Dubois, *Gazette médicale*. Paris 1838.

Gabriel, *idem*. Berlin 1839.

Listor, *The Lancet*, 1839.

Burnes, *The Lancet*, 1840.

Quadrat, *Œstreich. mediz. Wochenschrift*, n° 35, 1841.

Rud Johansen, *Hemophilia*. Kiel 1841.

Lane, *The Lancet*, 1841.

Hooper, *Canstatt's Jahrbericht*, 1841.

Tardieu, *Archiv. génér. de méd.*, t. X, 1841.

Allon, *London an Edimb. Journal*, 1841.

Cochrone, *Gaz. of med.*, 1842.

Von Rippen, *Bericht über die Naturforscher-Versammlung*. Mainz 1843.

Kerksig, *Sanitätsbericht d. med. Colleg. von Westphalien*, 1843.

Andral, *Essai d'hématologie*, 1843.

Heyland, *Neue mediz. Vereins-Zeitung*, n° 45, 1844.

Meting, *Vereins-Zeitung*, n° 8, 1844.

Frœndzel, *Œstreich. med. Wochenschrift*, n° 32, 1844.

Claudi, *idem*, n° 19, 1844.

Jul. Schmidt, *De idiosyncrasia hemorrhagica*, 1844.

Guepratte, *Clinique de Montpellier*, 1844.

Dequevauviller, *De la disposition aux hémorrhagies*. Paris 1844.

Wolf, *De la diathèse hémorrhagique héréditaire*. Strasbourg 1844.

Tardieu, *Archiv. génér. de médec.*, 1845.

Plümike, *De idiosyncrasia hémorrhagica*, 1845.

Murray, *The Edimb. med. and cher Journal*, 1846.

Lange, *Vereins-Zeitung*, n° 6, 1846.

Steeter, *Provine med. and cher journal*, 1846.

Vieli, *Journal de médecine et de chirurgie pratique*, 1846.

Clay, *The med. temis*, 1846.

Kuster, *Caspari Wochenschrift*, n° 18, 1847.

Kleebery, *De idiosyncrasiu hemorrhagica*, 1848.

Wachsmuth, *Die Bluterkrankheit*. Magdebourg 1849.

Lange, *Statistische Unterzeichung über Bluterkrankheit*, 1850.

Édouard-Martin Meinel, *Sur l'hémophilie, Jenaische Annale*, 1851.

Bordmann, *De l'hémophilie*. Strasbourg 1851.

Schnepf, *Gazette de Paris*, 1855.

Moniteur des hôpitaux, 8 décembre 1857.

Schrey, *De hemophilia*. Berlin 1857.

Trautmann, *De hemorrhagia hereditaria*. Berlin 1857.

Lemps, *De hemophilia nonulla adiecto morbi spicimine rariori*. Berlin 1857.

Gazette hebdomadaire, 1859.

Cone, *Collection de dissertations choisies*.

Piorry et Lhéritier, *Altérations du sang*, n° 571.

Lordat, *Des hémorrhagies*, n° 983.

Dict. des sciences méd., vol. 4, art. des cas rares, p. 190.

Kriemer, Buel, dans Nasse.

Marjolin, Latour, Sanson, Bégin, dans Lebert.

Gendrin, Bourgeois, Lacroix, dans Schliemann.

9 782019 941987